Tc 26
88
A

UNE DES CAUSES PRINCIPALES

DE

LA DÉCADENCE

DES NATIONS

[illegible]

Entièrement dévoilée au [illegible]

QUINZAINE [illegible]

[illegible]

Ce petit ouvrage nullement politique, mais d'une très haute importance, profondément philosophique et moral, [illegible] aujourd'hui généralement à tous les hommes raisonnables et indispensable surtout aux jeunes gens qui ont du bon sens, est dédié à toute la jeunesse civilisée du monde. Il est donné gratuitement, par l'auteur même, aux [illegible] qui ne peuvent pas le payer et se vend 50 centimes, au profit d'une très bonne œuvre, aux personnes charitables qui veulent bien [illegible]

MARSEILLE

TYPOGRAPHIE ET LITHOGRAPHIE MARIUS OLIVE

[illegible]

[illegible]

UNE DES CAUSES PRINCIPALES

DE

LA DÉCADENCE DES NATIONS

PAR

UN HOMME

Entièrement dévoué au bien de l'Humanité.

QUINZIÈME ÉDITION

Nouvellement revue, corrigée et augmentée.

Ce petit ouvrage nullement politique, mais d'une très-haute importance, profondément philosophique et moral, très-utile aujourd'hui généralement à tous les hommes raisonnables et indispensables surtout aux jeunes gens qui ont du bon sens, est dédié à toute la jeunesse civilisée du monde.
Il est donné gratuitement, par l'auteur même, aux personnes pauvres qui ne peuvent pas le payer, et se vend 50 centimes, au profit d'une très-bonne œuvre aux personnes charitables qui veulent bien avoir la bonté de le payer.

MARSEILLE

TYPOGRAPHIE ET LITHOGRAPHIE MARIUS OLIVE

RUE SAINTE, 39

1876

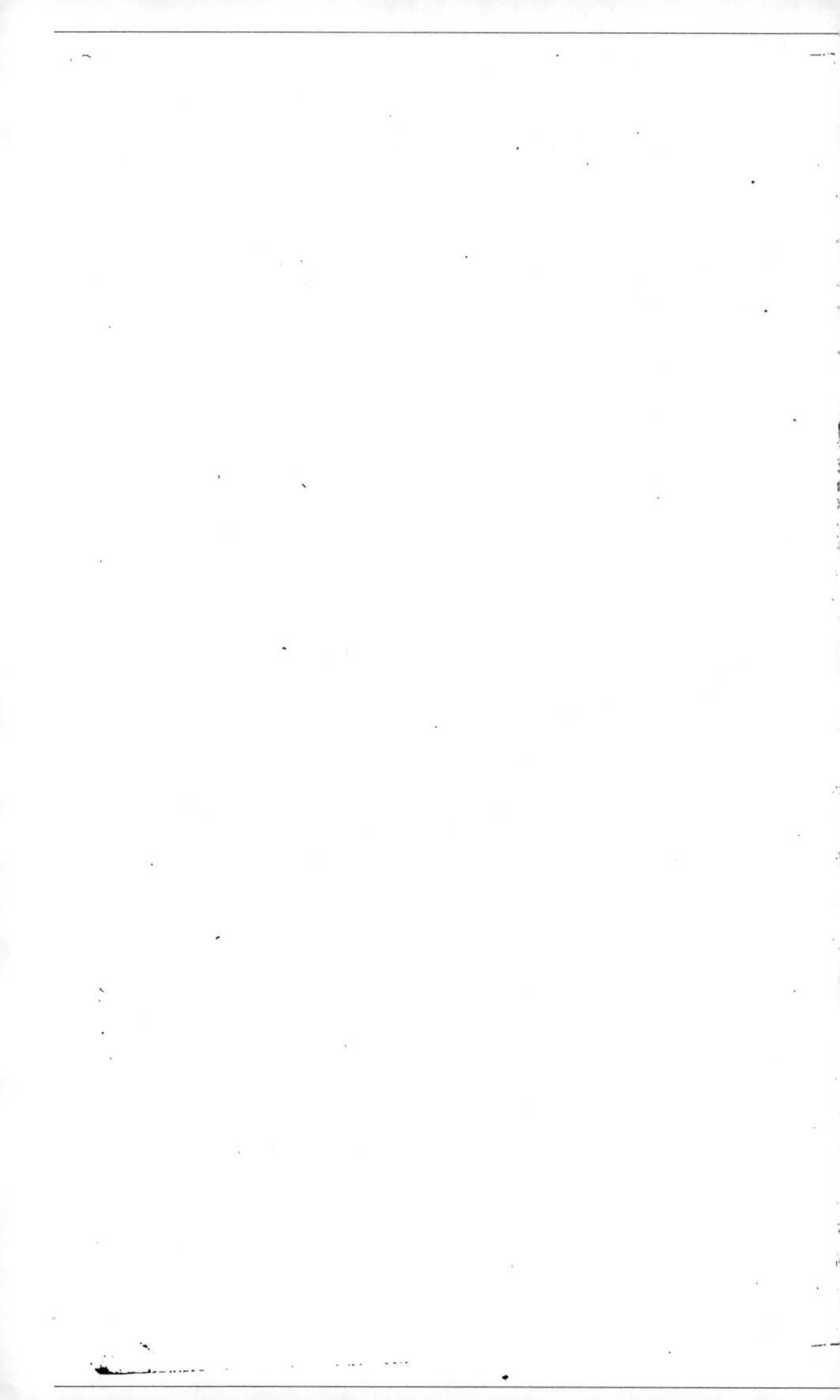

LA PAUVRE ESPÈCE HUMAINE

PRESQUE CONQUISE ET AVILIE PAR UNE HERBE FÉTIDE

OU

HISTOIRE D'UNE FUNESTE PLANTE

de son influence sur le physique et sur le moral

Une des causes principales de la décadence des Nations

PRECEDÉE D'UN

AVANT-PROPOS DÉDIÉ AUX PÈRES ET AUX MÈRES DE FAMILLE,

SUIVIE DE

Deux Rapports excessivement importants sur le même sujet

Par le Dr LICKE et par le Dr JOLLY

De l'Académie Nationale de Médecine de Paris,

ET DU BILAN ACTIF ET PASSIF DE CETTE MAUDITE PLANTE

par le Professeur MANTEGAZZA

ainsi que d'une

DISSERTATION SUR LA POLITESSE

Adressée à la jeunesse, et principalement aux jeunes élèves.

Cette histoire, écrite déjà depuis plusieurs années, afin d'arrêter, s'il est possible, sur les bords de l'abîme, au moins une petite partie de cette pauvre et intéressante jeunesse qui s'y précipite les yeux fermés, a été approuvée et propagée par messieurs les Proviseurs des lycées, les Principaux des collèges, les Chefs d'institutions, les Directeurs des pensionnats et des écoles primaires des frères, les Directeurs des écoles primaires laïques, et même par messieurs les Supérieurs des grands et des petits séminaires auxquels elle à été offerte.

A TOUTE LA JEUNESSE CIVILISÉE DU MONDE

Mes Très-chers Amis,

Après avoir fait des études très-sérieuses en Europe, en Asie, en Afrique, et surtout dans l'Amérique du Sud, sur les effets désorganisateurs de la funeste plante dont je vous offre ici l'histoire, je vous engage de tout mon cœur, dans votre intérêt, à la lire bien attentivement et à bien la méditer, afin que toutes les vérités que vous y lirez puissent produire leurs fruits.

J'ai l'honneur d'être un de vos plus sincères et de vos plus dévoués amis.

URBAIN ANGLÈS

ex aide-médecin dans l'armée brésilienne,

pendant la guerre du Brésil avec le Paraguay.

AVANT-PROPOS

> L'indulgence pour le vice est un attentat contre la vertu.

Les pères et les mères de familles sont priés de lire attentivement ce petit ouvrage contre le tabac, afin qu'ils puissent connaître tout le mal que l'usage et surtout l'abus de cette herbe fétide occasionne à la pauvre espèce humaine et principalement à la jeunesse, qu'elle entraîne aussi à bien des vices.

L'auteur de ce petit opuscule supplie donc instamment les pères et les mères qui auront eu l'avantage de le comprendre, d'avoir pitié de leurs enfants et de leur recommander fortement et souvent de ne jamais fumer.

L'unique but de ce philanthrope est d'arracher, s'il est possible, à cette terrible contagion, au moins une petite partie de cette intéressante jeunesse qui se laisse malheureusement entraîner par ce torrent dévastateur qui, depuis quelque temps, déborde partout ! !

C'est pourquoi, depuis qu'il a quitté, à la fin de la guerre, les ambulances militaires, où il se dévouait gratuitement au soin des pauvres blessés, il n'a cessé de parcourir les lycées, les collèges, les institutions, les écoles normales, les écoles primaires, même les grands et les petits séminaires, etc., pour y faire des conférences gratuites contre l'usage si funeste de cette maudite plante, qui a déjà conquis le monde entier. Enfin, pour empêcher, autant que possible, ces pauvres enfants et ces pauvres jeunes gens de s'adonner à ce terrible vice, il déroule devant eux l'effrayant tableau des infirmités physiques et morales qu'entraîne après lui l'usage et surtout l'abus du tabac.

Il parcourt aussi les bureaux des administrations, les fabriques, les maisons de commerce, un grand nombre d'ateliers, etc., pour y combattre toujours l'usage de cette plante fétide dont la plupart des hommes sont devenus esclaves. Il propage en même temps sa brochure en engageant les personnes qui la prennent à la lire bien attentivement, et, après l'avoir lue, à la prêter à d'autres, afin de l'aider un peu dans sa mission; et s'il la distribue lui-même c'est pour qu'elle produise un meilleur effet.

Enfin, il ose espérer que ceux qui l'auront entendu ou qui auront lu son petit ouvrage, et qui ne seront pas trop aveuglés par leurs passions, profiteront de ses enseignements.

Plaise à Dieu qu'il en soit ainsi, car alors l'auteur se trouvera très-satisfait, puisqu'il n'ambitionne d'autre récompense pour toutes ses peines et toutes ses fatigues que la satisfaction que pourra lui procurer le bien qu'il aura fait...

HISTOIRE

D'UNE

FUNESTE PLANTE

UNE DES CAUSES PRINCIPALES

DE LA DÉCADENCE DES NATIONS

> Tandis que la civilisation avance si lentement, une herbe fétide a conquis le monde en moins de deux siècles.
>
> MICHEL LÉVY. — *Traité d'Hygiène.*

I

L'origine première du tabac est trop entourée de ténèbres pour que nous cherchions à déchirer sous les yeux de nos lecteurs le voile épais qui couvre son acte de naissance. Nous allons décrire cette plante sous son point de vue botanique, raconter les prétendues vertus médicinales qu'on lui attribuait autrefois et surtout son influence sur la décadence des nations.

Nous dirons seulement, avant d'entrer dans les détails de ce petit livre, que rien ne prouve davantage la bizarrerie des choses humaines que l'histoire du tabac. En effet, une herbe ignorée du monde entier, si ce n'est de quelques sauvages de l'Amérique, est importée en Europe par les aventureux compagnons de Cristophe Colomb, et, quelque temps après, elle commence à changer la face des mœurs et des habitudes de cette partie du globe ; elle crée une espèce de jouissance de plus et ensuite un besoin de première nécessité pour la majeure partie de ses habitants. Tour à tour elle fut encouragée et proscrite par les souverains, et plus de cent volumes furent écrits alors à ce sujet.

Cependant, plusieurs accidents funestes, tels que des empoisonnements et beaucoup d'incendies causés par la négligence des fumeurs, engagèrent Jacques Ier, roi d'Angleterre, le pape Urbain VIII, le czar Romanov Michel, Federowitz, grand duc de Moscovie, Séfy, schah de Perse, et le sultan Amurat IV, à défendre à leurs sujets l'usage de cette funeste plante, sous les peines les plus sévères. Cette interdiction fut, comme toutes les défenses qui s'opposent à nos goûts, l'une des principales causes de sa prompte propagation.

Les rois de France se contentèrent de mettre de forts impôts sur le tabac, et ces impôts, qui ont toujours été en augmentant en proportion de sa consommation, produisent aujourd'hui des sommes énormes.

Oh ! si parmi ceux qui gouvernent actuellement les nations, il s'en trouvait un, qui, par sa sagesse et son intelligence, pût parvenir à empêcher ses sujets de se livrer aux usages excessivement funestes du tabac et des boissons alcooliques, dans un quart de siècle, il pourrait, s'il le voulait, devenir le maître de tous les empires et de tous les royaumes du monde !

II

Description du Tabac sous le point de vue botanique, ses prétendues vertus médicinales et son influence sur la décadence des nations.

Cette funeste plante est annuelle et appartient à la famille naturelle des solanées vireuses ; et, à ce titre, elle exerce, comme l'opium, la belladone, le datura stramonium, la mandragore et la jusquiame, une action évidemment toxique sur nos organes : elle est pourtant fort jolie, d'un port très-gracieux (fiez-vous aux apparences!) et d'une hauteur qui arrive jusqu'à deux mètres. C'est le fameux *Tabac*, dont la tige est droite et arrondie, les feuilles oblongues, embrassantes et d'un beau vert ; les fleurs, campanulées et purpurines, présentent une corolle à cinq lobes peu profonds, contenant cinq étamines et un seul pistil, ce qui le range dans la pentandrie monogynie du système de Linné. Cette plante, pubescente dans toutes ses parties, exhale une odeur forte et désagréable, du genre de celles que les botanistes appellent vireuses, mais qui n'est pas encore celle du tabac préparé.

L'analyse chimique a extrait de ce végétal une substance vénéneuse d'une très-grande énergie : c'est le poison connu en toxicologie sous le nom de nicotine, qui rendrait mortel l'usage du tabac si la force n'en était amoindrie dans la plante par le mélange d'autres substances innocentes ou moins dangereuses.

Le tabac est donc originaire de l'Amérique. Lorsque des navigateurs européens arrivèrent les premiers dans cette partie du globe encore inconnue, ils y virent avec étonnement des hommes et des femmes aspirer la fumée de petits tisons formés de feuilles roulées de cette plante. C'était le fameux cigare qui joue actuellement un si grand rôle dans toutes les classes de la société. D'autres se servaient de longs tubes bourrés de ce même tabac ; et telle fut l'origine de la pipe, si chère malheureusement aujourd'hui à la plus grande partie de la pauvre espèce humaine. Ces tubes, appelés *tabacos*, firent que les Européens donnèrent le nom de tabac à la plante même, et prirent ainsi, par métonymie, le contenant pour le contenu.

Le tabac commença à être cultivé en Espagne et en Portugal vers 1518, mais seulement comme plante médicinale, à laquelle on attribuait les plus merveilleuses vertus. En 1560, Jean Nicot, ambassadeur de France en Portugal, envoya cette plante célèbre à Catherine de Médicis, qui la mit à la mode dans notre pays, si naturellement disposé à se repaître de fumée. Les prétendues propriétés curatives du tabac furent admises par les meilleurs esprits. Voici ce qu'en dit Olivier de Serres, notre vieux Columelle français, dans son *Théâtre d'Agriculture:* « Les vertus de cette plante sont si grandes et « en si grand nombre, qu'à bon droit l'a-t-on appelée l'herbe « à tous maux et souveraine pour guérir toutes sortes de plaies, « en quelle partie du corps qu'elles soient, vieilles et nou- « velles : bruslures, cheutes, rompures, mal de teste et de « dents, douleurs de bras et de jambes, goutte, enflures, « roigne, teigne, dartres, noli me tangere, mules ès talon, « difficulté d'uriner, vieille toux, colique. Son eau distillée « a les mêmes vertus; sa poudre aussi, mais surtout son huile, « comme ayant tiré la quintessence de la vertu de la plante. « Des excellents onguents en sont composés pour servir à « plusieurs remèdes. Les punaises sont tuées et bannies des « chalits par le seul frotter de cette herbe. La fumée du « petum male, dict aussi tabac, prise par la bouche avec un « cornet à ce approprié, est bonne pour le cerveau, la vue, « l'ouïe, les dents, pour l'estomac, le déchargement des fleg- « mes, s'en servant le matin à jeun. »

Le tabac fut, d'abord, appelé en France herbe à la reine, herbe médicée, herbe à l'ambassadeur et herbe à Nicot, d'où les botanistes on fait nicotiane, qui est le nom scientifique qu'ils ont donné au tabac, *Nicotiana tabacum.* On ne tarda pas à reconnaître combien étaient chimériques les qualités que l'on avait dans le principe attribuées à ce végétal. Cependant, on le voit encore, en 1712, administré à la duchesse de Bourgogne, dans la maladie dont elle mourut. « Le diman- « che 27 février, dit le duc de Saint-Simon dans ses *Mémoires*, « sur les six heures du soir, il lui prit tout à coup une dou- « leur au-dessous de la tempe, qui ne s'étendait pas tant « qu'une pièce de six sous, mais si violente, qu'elle fit prier « le roi, qui la venait voir, de ne point entrer. Cette sorte « de rage de douleur dura sans relâche jusqu'au lundi et « résista au tabac en fumée et à mâcher, à quantité d'opium « et à deux saignées du bras. »

C'est à cette confiance que l'on eut longtemps dans les

vertus médicinales du tabac, que l'on doit attribuer l'usage exagéré qu'on en fit. Lorsqu'on fut ensuite désabusé à cet égard, l'habitude de l'excitation nerveuse qu'il procure était prise, et on la garda. Cependant, les gouvernements s'en alarmèrent, craignant qu'il n'en résultât des conséquences fâcheuses pour les mœurs. Et, comme nous l'avons déjà dit, cet usage fut interdit dans plusieurs Etats sous des peines excessivement sévères qui allaient jusqu'à celle de mort en cas de récidive. En Turquie, le sultan Amurat IV, par un satirique et ingénieux choix de supplice, faisait étouffer les délinquants dans la fumée de la plante proscrite.

En France, on préféra faire du tabac un instrument de fiscalité. Cela réussit si bien, que tous les autres gouvernements levèrent successivement la prohibition et firent, comme le nôtre, des écus avec l'herbe à Nicot.

Avant la Révolution de 1789, le monopole du tabac était exercé chez nous par des fermiers spéciaux. La culture en était restreinte à trois provinces : La Franche-Comté, la Flandre et l'Alsace. La fabrication ne pouvait avoir lieu qu'à Paris, Dieppe, Morlaix, Tonneins, le Hâvre, Toulouse et Valenciennes.

Une loi de 1791 fit succéder à cet état de choses une liberté entière pour la culture, la fabrication et la vente du tabac. Mais le tabac est une matière si essentiellement imposable, qu'à le considérer sous le point de vue fiscal, on a eu raison de dire que s'il n'existait pas il faudrait l'inventer. Le gouvernement reconnut donc bientôt que, dans son grand désir de fourrer de la liberté partout, la Constituante s'était égarée. On se mit donc à imposer la vente et la fabrication du tabac, puis sa culture ; enfin, le monopole fut rétabli par décret du 29 novembre 1810, seulement, au lieu d'une ferme comme avant 1771, on eut une régie, et c'est ce que nous avons encore.

L'usage du tabac en poudre s'établit en France, même dans la société élégante, en dépit de Louis XIV qui ne pouvait le souffrir. C'est la seule chose contre laquelle la volonté du grand roi se soit jamais brisée. L'usage de mâcher le tabac, l'ignoble chique, n'a guère dépassé les rangs infimes de la marine et de l'industrie des ports.

La pipe et le cigare se propagèrent, surtout dans les armées de terre, et passèrent de là dans la vie civile. Comme il est moins facile de dissimuler la fumée du tabac que la prise, les personnes que leur position mettait à la portée du roi durent se montrer très-réservées à cet égard, pour ne pas encourir sa disgrâce. Cependant, on en vit qui osèrent la braver même dans sa propre famille. Un certain soir, au palais de Versailles, ses filles légitimées envoyèrent chercher des pipes au corps de garde et se donnèrent d'affreuses nausées, afin de pouvoir dire qu'elles avaient touché au moins attrayant des fruits défendus.

Sous Louis XV et Louis XVI, la pipe et le cigare restèrent, en France, un plaisir de mauvaise compagnie. L'exemple des Allemands, qui faisaient abus du tabac, et auxquels, à cette époque, on contestait avec un charmant abandon, chez nous, la possibilité d'avoir de l'esprit, celui des Espagnols, en pleine décadence intellectuelle et politique, n'avait rien de bien propre à nous séduire. Sous la République, beaucoup de braves gens se mirent à fumer pour se donner des allures populacières; sous l'empire, on fumait médiocrement dans les classes un peu élevées de la société. Le chef de l'Etat prenait du tabac en poudre, et ne pouvait nullement en souffrir la fumée. Sous la Restauration, on ne fuma guère plus que sous l'Empire. Mais, sous le règne de Louis-Philippe, les tendances étant devenues plus matérialistes que jamais, les hommes allèrent demander à la tabagie la seule distraction tant soit peu contemplative qui pût se concilier avec les habitudes de bourse, de spéculations industrielles et de vulgarité.

Enfin, c'est pendant la République de 1848, que le cigare et la pipe furent élevés à ce degré de gloire sans partage, d'influence prépondérante et tyrannique où nous les voyons malheureusement aujourd'hui.

Après qu'il fut bien constaté que le tabac ne possédait point les qualités chimériques qu'on lui avait d'abord si complaisamment attribuées, il s'opéra, comme toujours, une réaction qui alla au-delà de la vérité, en sens inverse; on l'accusa de beaucoup de méfaits dont il n'est pas coupable. On prétendit que l'usage du tabac en poudre desséchait et racornissait le cerveau, dont il changeait même la couleur ; on en cita des exemples qui auraient été effrayants, s'ils avaient été vrais. Il ne convient pas de s'arrêter à des exagérations; cependant, il est prouvé que l'usage fréquent de la tabatière donne à la membrane muqueuse des fosses nasales une fâcheuse disposition à la formation des polypes du nez : il occasionne des ramollissements du cerveau, des affections inflammatoires, etc., comme on le verra dans la suite de cet écrit, et il est certain, en outre, que la force de l'odorat en est considérablement affaiblie, de même que celle du goût l'est à un degré égal par l'horrible chique, par la fumée de la pipe, du cigare et de la cigarette. On ne peut nier, non plus que cette fumée, surtout celle de la cigarette, ne soit très-nuisible à la poitrine, dans le jeune âge notamment. Beaucoup de phthisies n'ont pas d'autres causes, et un bien grand nombre de maladies terribles sont les suites funestes de l'usage immodéré de cette herbe fétide.

Mais les désordres matériels que la pipe, le cigare, la cigarette, la tabatière, et l'exécrable chique peuvent produire dans l'organisme animal de l'homme, ne sont rien auprès du trouble moral qui en résulte presque toujours. Tous les provoquants factices, comme les boissons fermentées, les boissons alcooliques, l'opium, etc., n'excitent momentanément le système nerveux qu'en l'engourdissant à la longue. De là l'abrutissement des ivrognes, l'idiotisme des mangeurs d'opium, etc. Qu'on ne croie pas que les fumeurs puissent échapper à cette loi générale. Il y a, en ce moment, tant de gens d'esprit qui fument, que cette matière paraît peut-être assez délicate à traiter. Il nous semble cependant qu'on pourra toujours répondre par des arguments vivants aux reproches adressés au cigare, à la cigarette, à la pipe et à la tabatière comme cause d'affaiblissement intellectuel. Cette difficulté ne nous arrêtera pas; car, à chaque fumeur homme d'esprit, de génie même, qu'on viendrait à nous citer, il nous sera toujours parfaitement loisible de répondre que le personnage en question aurait encore plus d'esprit et de génie s'il ne fumait pas. D'ailleurs, nous avons pour nous les aveux et les précieux témoignages de plusieurs écrivains recommandables, qui malheureusement, sont aussi de grands fumeurs. Dans des discussions sur cette matière, ils ont souvent reconnu, avec regret, qu'ils ne pouvaient déjà plus travailler sans fumer, ce qu'ils n'hésitaient pas à donner comme un prodrome d'affaiblissement. Ces écrivains fumeurs, dont nous parlons, ne sont pas encore tous assez vieux pour ne pas rompre avec cette funeste habitude, et nous espérons qu'ils le feront; car c'est beaucoup qu'ils puissent aussi bien juger de la nature du mal. Si la réforme que nous osons attendre d'eux les rend impropres au travail pendant le temps de la transformation, le réveil n'en sera que plus radieux : d'ailleurs, il y aura pour arriver à ce changement de régime, un peu de lutte, un peu d'effort, et par conséquent exercice et triomphe de la volonté. L'esprit se trouve toujours bien de ces sortes d'évolutions; il s'en trouve même si bien que c'est une très-bonne, une excellentissime chose que de faire de temps à autre une dureté gratuite à sa bête, dans l'unique but d'entretenir l'âme dans des habitudes de domination et de salutaire hauteur sur la matière, et celle-ci dans un état constant de soumission et de tremblement devant l'âme. C'est à ce point de vue que nous comprenons et que nous approuvons même les privations et les macérations des pythagoriciens et de nos ascètes. Au demeurant, c'est un assez mince sacrifice à faire que celui de l'usage d'une plante puante, usage incommode à autrui et à soi-même, et nous avons bien de la peine à concevoir qu'il en puisse tant coûter aux hommes de l'abandonner. Bossuet, dans un de ses sermons, s'élevant, sous un point de vue plus philosophique encore que religieux, contre les besoins factices qu'enfante la mollesse, s'écrie : « Comme si la nature n'était pas assez accablée de nécessités ! » Que dirait-il donc aujourd'hui des esclaves enfumés de la pipe, du cigare, de la cigarette et de ceux de la tabatière ?

Si la fumée du tabac amoindrit même un homme d'esprit, il est bien facile de pronostiquer ce qu'elle produit sur l'homme médiocre. C'est un fait incontestable que, par l'usage immodéré qu'il en fait de nos jours, elle l'abrutit complètement. Nous en avons vu des exemples désastreux dans plusieurs de nos connaissances et même de nos amis, que nous avons laissés hommes ou à peu près, et que nous avons retrouvés pipes au bout de quelques années, les yeux hébétés, les lèvres pendantes et baveuses, la parole embarrassée, la mémoire absente et l'intelligence entièrement culottée.

III

Nous pouvons assurer nos lecteurs que la trop grande absorption de la fumée du tabac énerve extraordinairement et affaiblit considérablement tous les tissus, stupéfie surtout le cerveau, et de cette stupéfaction continuelle naissent des désordres généraux très-graves, tels que la perte de la mémoire, l'affaiblissement de l'intelligence, la diminution des forces physiques et morales, l'amaigrissement, la consomption et ces tremblements dans les membres qu'on observe chez tous ceux qui se font une idole de cette plante si funeste, etc. Cette herbe abrutissante alourdit la pensée, rend l'esprit paresseux, porte à l'oisiveté et à l'inaction. Nous pouvons dire que les vrais travailleurs de corps et d'esprit ne fument point, en travaillant du moins. Littérature fumante, littérature endormante.

Voici principalement un fait bien digne de remarque :

Les plus grandes intelligences, les plus grands travailleurs qui ont existé depuis l'importation du tabac en Europe, ne se sont jamais laissés séduire par le funeste attrait de cette maudite plante. Les deux Corneille, l'immortel La Fontaine, Racine, Boileau, J.-J. Rousseau, etc. ; Chateaubriand; Sainte-Beuve, Lamartine, Alexandre Dumas, A. Karr, Victor Hugo, M. Guizot, M. Mignet, M. Michelet, etc., n'ont jamais pris cette si nuisible habitude, laquelle devient ordinairement une passion bien tyrannique chez ceux qui ont le malheur de la contracter.

L'illustre M. Thiers n'a jamais fumé, ni prisé, car, dans la position éminente, mais très-difficile, où il s'est trouvé dans ces derniers temps, non-seulement il a donné des preuves évidentes de sa perspicacité, de sa sagesse et de sa prudence, mais surtout, malgré son âge avancé, il a prouvé, par ses paroles et par ses actes, toute la ferme solidité de son esprit qui paraissait n'avoir encore nullement vieilli.

Il est assez prouvé que tous ceux qui ont le bonheur de ne pas faire usage de ce poison, conservent ordinairement, dans leur vieillesse, l'esprit toujours jeune et lucide, même jusqu'à la fin de leur vie.

Enfin, Napoléon III, malheureusement pour lui et surtout pour sa Nation, ne discontinuait presque pas, du matin au soir, d'avoir la cigarette à la bouche, et égaré depuis quelque temps dans la fumée de cette herbe abrutissante, où avait-il voulu conduire la France???... Dieu seul le sait!!!...

L'âcreté corrosive que distille la pipe a pour réfrigérant le poumon qui a besoin d'être bien étoffé pour résister à ce poison de toutes les minutes.

Nous pouvons dire aussi que le tabac à priser fait autant de mal que le tabac à fumer, puisque il détermine une irritation locale qui se traduit souvent par des escarres et des végétations dartroïdes; il occasionne des ramollissements du cerveau, des affections inflammatoires, ulcéreuses, des fistules lacrymales, des polypes, des cancers, etc., etc.

Le savant abbé Moigno prisait beaucoup, et se défit de cette triste habitude dès qu'il eut reconnu combien elle était nuisible, et voici ce qu'il dit dans un de ses écrits : « Mes idées

« sont devenues plus claires, mon travail plus facile, ma plume plus agile ; ma mémoire a recouvré toute son étendue. Plusieurs personnes avec qui je suis en relation, ayant aussi reconnu les dangers du tabac, y ont renoncé. »

Voyez tous les peuples de l'Orient, autrefois si puissants, aujourd'hui mortellement engourdis, et dites-nous s'ils ne doivent pas une partie de leur dégradation à ce vice que l'on met tant en honneur parmi nous? Le tabac facilite le penchant qu'ont tous les hommes à ne rien faire..., en détruisant l'idée du remords que l'inaction complète ne manque jamais de faire naître. Il dissout les réunions de famille d'où les hommes s'échappent pour aller fumer, les entraîne souvent dans de bien mauvais lieux, etc.

Le vertu narcotique du tabac s'exerce principalement sur le fumeur ; elle lui procure d'abord une légère ivresse, parfaitement attrayante, sous l'empire de laquelle les fonctions cérébrales surexcitées tendent à augmenter sa vie de relation, à agrandir chez lui l'illusion, d'où naît l'oubli des soucis et, parfois aussi, celui des devoirs. Mais cette ivresse et cette jouissance étant de courte durée, le fumeur est invinciblement conduit à les renouveler. Ainsi, quiconque prend goût à la fumée du tabac, finit par une exagération dans son usage qui constitue un véritable empoisonnement ; car nous ne saurions donner d'autre nom que celui de poison, à toute substance dont l'emploi non réglementé finit par porter de graves perturbations dans l'économie animale. Les accidents qui résultent de cette action désorganisatrice, se montrent successivement sous trois formes : la première, subversive des lois fonctionnelles, la seconde parfaitement organique, la troisième comprenant des affections difficilement curables.

Le cigare est, de tous les modes d'emploi du tabac, le plus pernicieux à la santé et à la vie humaine.

Les fumeurs de cigarettes ne trouveront pas non plus leur compte à notre critique ; et, loin de donner un verdict d'innocuité à leur méthode, nous pensons, au contraire, que les produits de la combustion du tabac et du papier constituent un mélange encore plus délétère, vu la présence du gaz carbonique provenant du second agent.

Ordinairement le grand fumeur de pipe a le teint plombé, et manifeste une hébétude caractéristique, etc.

Le tabac, sous quelque forme qu'on l'emploie, quelle que soit sa préparation, pris par petites fractions ou en quantités exagérées, est toujours une substance qui prélève un tribut fatal sur la vie humaine, et altère plus ou moins les organes qui en ressentent directement les effets. La vitalité en souffre, l'organisme en est fâcheusement affecté ; la vie cérébrale intellectuelle, la mentalité, qu'on nous permette l'expression, en subit de graves altérations. Et ces effets déplorables, nous ne croyons pas qu'ils se produisent exceptionnellement, nous affirmons leur existence constante, absolue, quoiqu'à divers degrés d'intensité, occasionnés seulement par des circonstances de tempéraments, de localités ou de professions. A la faveur justement de l'action sourde et lente de ce poison véritable, un grand nombre d'affections chroniques, de maladies, d'accidents, sont engendrés par lui, qui sont attribués à toute autre cause, quand on se donne la peine d'en chercher une.

Le tabac agit sur l'économie animale à la manière des poisons narcotico-âcres. Il détermine l'irritation et même l'inflammation des organes avec lesquels on le met en contact, et, porté par absorption dans le système nerveux, il opère la cédation des propriétés vitales. A l'ouverture des cadavres, on trouve les poumons plus denses que de coutume, grisâtres, allant jusqu'au fond de l'eau ; le cerveau et le cœur gorgés de sang noir ; l'estomac légèrement phlogosé.

Lisez les ouvrages de MM. Orfila, Brodie, etc., etc., et, à chaque page, vous serez effrayés des ravages que le tabac peut occasionner. Ces savants toxicologistes ont expérimenté l'action de cette maudite plante.

« Richard Morton dit que la fumée du tabac rend les poumons flasques, dessèche les viscères et produit un véritable marasme. Bonnet a démontré, par des ouvertures de cadavres, les ravages causés sur les poumons et le cerveau par le tabac. »

Il résulte de toutes ces circonstances que le tabac est doué de propriétés vénéneuses très-énergiques (1).

Donc le tabac est un des plus grands dissolvants de la sociabilité humaine, et il ne fait pas moins la fortune des entrepreneurs des pompes funèbres que celle du fisc.

Nous pouvons ajouter encore que cette infernale plante est actuellement une des principales causes de notre dégénérescence. Aussi, combien de jeunes gens, aujourd'hui, sont incapables de s'occuper de travaux un peu pénibles ; et nous craignons bien que, dans peu de temps, la majeure partie de cette pauvre jeunesse ne puisse plus porter les armes pour aller au service de la patrie !

Ah ! chers lecteurs, si nos races d'animaux, au lieu de s'améliorer, avaient déjà perdu autant que nous, nous en serions justement effrayés, et l'on chercherait des remèdes pour conjurer le mal ; mais, hélas ! comme il s'agit de la pauvre espèce humaine et que le tabac lui procure une prétendue jouissance de plus, on ne s'en occupe point... on va toujours... On fait des lois protectrices des animaux, c'est humain, c'est très-sage ; mais, malheureusement, on se garde bien de prendre des mesures contre les abus qui nous minent ; on offense Dieu et le bon sens ; il est vrai qu'on fait de grandes découvertes ; mais l'on enterre la raison... et voilà la sagesse dont nous faisons usage pour nous. Pauvres gens que nous sommes !

Il fut un temps où l'esprit de certains peuples s'exhalait en fumée de gloire. Eh bien ! aujourd'hui, bizarre destinée ! cet esprit s'exhale en fumée de tabac. Ah ! combien de jeunes gens qui auraient pu cependant briller un jour à la tête de la littérature, de la science, de la magistrature ou de l'armée,

(1) Le célèbre poëte latin Santeuil périt au milieu de vomissements et de douleurs atroces, pour avoir bu un verre de vin dans lequel on avait mis, à son insu, du tabac d'Espagne.

et qui, malheureusement, ne deviendront célèbres que dans l'art de fumer et n'auront acquis d'autre gloire que celle d'avoir su culotter des pipes Le jour, la nuit, ces malheureux jeunes gens abandonnent leurs études, leurs travaux, leurs familles, pour aller grossir au fond des estaminets enfumés la foule de tous ces fainéants dont les plus belles périodes de la vie se flétrissent au contact empesté de la pipe, du cigare et de la cigarette.

Enfin, nous dirons avec un bien profond sentiment de tristesse que la majeure partie des hommes et presque tous les jeunes gens tendent aujourd'hui à devenir des piliers d'estaminets, ces laboratoires de la paresse, de l'indifférence, de l'égoïsme, de l'abrutissement et même de la saleté (car on y crache partout), lieux où l'on apprend à ne plus rien aimer que le tabac et les boissons enivrantes, et à ne plus éprouver qu'un seul bonheur, celui d'absorber la fumée de cette herbe abrutissante qui entraîne ordinairement à l'usage immodéré de l'absinthe et de toutes les boissons alcooliques ou fermentées : usage bien funeste, qui occasionne malheureusement en ce jour le désordre dans un bien grand nombre de familles et les plonge dans le malheur ! !

Le tabac, grand flatteur de la sensualité, est un des plus énergiques incitateurs à l'individualisme, c'est-à-dire au relâchement, à la rupture des liens sociaux, etc. Aussi, combien de jeunes gens et d'hommes mariés, qui, le soir, au lieu de rester auprès de leurs familles ou d'aller faire une promenade en bonne compagnie, ou de fréquenter les salons (ceux qui le peuvent), lieux où l'on peut apprendre les bonnes manières et les conserver ordinairement quand on les a, ou bien encore d'aller au théâtre, mais seulement lorsqu'on y joue une pièce spirituelle et morale, ou un beau drame qui fait réfléchir et contient des scènes qui élèvent l'âme ; au lieu de cela, combien vont s'engouffrer dans une tabagie, lieu infect où ils ne respirent, pendant des heures entières, qu'un air empesté ! Quand donc cessera-t-on d'oublier que l'air vicié est un vrai poison ?

Si l'on continue, dans bien peu de temps les nations entières ne seront plus que de vastes tabagies ; et nous craignons même que les mères finissent par apprendre à leurs enfants en bas âge à fumer plutôt qu'à prier ! Car déjà l'on voit un grand nombre de femmes et même de jeunes filles qui se livrent au funeste usage de cette plante infernale. Ho ! la femme qui fume s'achemine à grand pas vers tous les travers, et, bientôt après, elle n'a plus que l'enveloppe de son sexe !...

Un auteur bénévole a dit que le tabac chasse l'ennui, fait oublier les déceptions, le chagrin et même la faim.

Les boissons fermentées font aussi oublier tout cela ; mais ces remèdes sont pires que les maux ! Oui, l'homme qui fume ou boit se résigne facilement ; mais c'est toujours aux dépens de sa santé, de sa dignité et de sa conscience. Dieu n'a-t-il pas mis en nous de grandes forces, et ne vaut-il pas mieux puiser sa résignation dans son courage ?

L'auteur dont nous venons de parler ne s'est pas donné la peine de retourner la médaille ; il aurait bien mieux fait de se taire, car il a malheureusement poussé un peu trop à la consommation de ce poison.

Quand l'ennui vous gagne, prenez donc un bon livre, ou travaillez à quelque chose qui vous plaise, ou faites quelques bonnes actions, ou bien allez faire une promenade ; ces remèdes valent infiniment mieux que l'abrutissante fumée de la tabagie.

Nous sommes obligé de dire que nous avons remarqué que les fumeurs sont généralement irrespectueux envers les dames, et aussi peu décents dans leurs habitudes, attendu qu'ordinairement ils expectorent partout. La grossièreté est à l'ordre du jour chez beaucoup de gens qui n'ont pas l'air de s'apercevoir de leur abaissement. Noble et délicieuse politesse française, comme tu es ébréchée !

Pourtant la politesse doit être rangée au nombre des obligations morales, elle est la grâce de la vertu ; et nous pouvons ajouter qu'elle est le rayonnement d'une âme bonne et bienveillante et la fleur épanouie de la charité chrétienne ; et, comme le respect, la politesse est la pierre de touche de la religion et de la moralité des peuples et l'exemple de Dieu dont elle découle. La politesse ne fait acception de personne et se donne indistinctement à tous, au pauvre comme au riche, à l'ignorant comme au savant. Cependant il est des hommes distingués par le talent et la noblesse du caractère auxquels elle s'empresse de rendre des hommages particuliers, mais malheureusement les grands fumeurs ne sont généralement polis qu'envers ceux avec lesquels ils sont forcés de l'être.

Enfin, cette herbe abrutissante fausse le jugement, aveugle la raison et fait perdre ordinairement à l'homme qui en fait un trop grand usage presque toutes les bonnes qualités qu'il peut posséder, et le rend, arrivé à un certain âge, égoïste, hargneux, brutal, acariâtre, méchant, insupportable à autrui et à lui-même. Nous sommes obligé d'ajouter que le trop grand abus du tabac porte même au matérialisme, etc., c'est parfaitement bien prouvé par le grand nombre de matérialistes que l'on rencontre parmi les grands fumeurs.

Ah! que de nobles sentiments, que de bonnes qualités que la fumée du tabac étouffe dans bien des personnes!

Nous avons même remarqué dans les quatre parties du monde que nous avons parcourue que l'usage immodéré du tabac, comme celui des boissons alcooliques ou fermentées, vieillit promptement la jeunesse, altère la fraîcheur du teint et accélère l'enlaidissement des traits. Il agit d'une manière non moins facheuse sur les organes de la phonation, le larynx, les cordes vocales; que de belles voix il a compromises! n'est-ce point-là une des principales causes de la rareté toujours croissante des bons ténors?

On voit déjà depuis longtemps des hommes d'une haute intelligence, des savants infatigables et consciencieux qui s'occupent de science depuis bien des années, des écrivains renommés, observateurs profonds, qui viennent nous dire que l'usage du tabac produits des effets pernicieux sur le physique et le moral; que c'est le plus terrible dissolvant de la société, le plus énergique auxiliaire du despotisme; qu'il nous pousse visiblement vers la décadence (d'autres causes aidant, il est vrai, mais que lui seul suffirait); que ces assertions sont basées sur des milliers d'observations et d'expériences; que toujours les mêmes causes ont amené les mêmes effets; que des nations, on nous le montre et nous les connaissons, se sont déjà affaissées principalement par son action; et, devant ces déclarations et ces résultats si formels, on reste incrédule ou indifférent! En vérité, l'homme est parfois bien léger et singulièrement insouciant de sa dignité et de ses intérêts!

Il faut bien, cependant, se rendre à l'évidence; il n'est plus douteux que l'usage du tabac chez l'homme et l'abus du corset chez la femme, qui sont passés à l'état de démence, ne soient les principales causes de l'affaiblissement de la race humaine et aussi de la laideur de visage qui frappent tous les observateurs et qui augmentent chaque jour; grand et sinistre avertissement! .... Ainsi les pauvres sauvages du Nouveau-Monde, auxquels nous avons pris le tabac, sont bien vengés des Européens qui les ont tant martyrisés!

Et nous devons répéter ce qu'ont déjà dit plusieurs grands écrivains: qu'il n'est pas besoin d'un regard bien attentif pour voir à quel point d'abâtardissement physique les nations modernes en sont arrivées dans toute l'Europe.

Il faut aussi que nous fassions remarquer à nos lecteurs que l'usage du tabac, comme celui des boissons alcooliques tant frelatées aujourd'hui, influe de plus en plus sur la génération. Bien des personnes croient que ces détestables drogues, même l'absinthe, cet atroce breuvage, ne peuvent nuire qu'à ceux qui en abusent: qu'on se détrompe! car ces funestes habitudes contribuent énormément à abâtardir la génération. Malheureusement, de l'usage du tabac l'on passe facilement à celui des boissons enivrantes et, bientôt après, à l'abus progressif des ces deux terribles passions. Donc, s'il est prouvé que les enfants des ivrognes naissent généralement débiles, ayant la santé pour toujours viciée, scrofuleux, gangréneux, tuberculeux, rachitiques, paralytiques, épiletiques, etc., nous pouvons assurer aussi que ceux des fumeurs paraissent être, ordinairement peu après leur naissance, excessivement énervés et dès leur plus tendre enfance semblent être à demi toqués ; bien jeunes encore, ils contractent un horrible vice (surtout lorsqu'ils fument), vice honteux ! qui les démoralise promptement, affaiblit considérablement leur raison, et bien souvent les conduit dans les maisons de fous, ou vers la tombe ! Plût à Dieu que ce détestable vice, celui si funeste et si stupide du tabac, celui de l'opium, des boissons malfaisantes, etc., ne conduisissent qu'au tombeau ! nous n'aurions certainement pas alors autant de malheurs à déplorer ! ! !...

Aussi nous voyons avec un très-profond sentiment de pitié que le tabac et l'alcool, ces deux exécrables démons paraissent envahir, d'une façon progressive et invincible, presque toutes les populations : ici, ils obscurcissent l'esprit ; — là, ils barbarisent sans retour ; — autre part, ils mordent plus profondément dans l'existence et atteignent les races, etc...

Enfin l'usage immodéré de cette herbe si abrutissante, ôte même à l'homme la prudence, le courage, etc., et le rend ordinairement téméraire, audacieux ou lâche. C'est pourquoi il arrive, aujourd'hui, partout, tant d'accidents.

Le tabac, ce démon de la solitude, isole dans sa fumée le tabagophile, lui fait oublier sa vie passée, si mauvaise qu'elle ait été, le rend presque indifférent pour la vie présente, et fait qu'il se moque presque toujours de l'avenir, de cet avenir terrible qui parfois le menace ! ! ! lui fait même oublier ses devoirs, sa famille, ses rapports sociaux, le rend ennemi de la vraie fraternité, la charité, cette vertu si aimable et si sublime dont la flamme éclaire et vivifie les âmes, tandis que la fumée de cette maudite plante ne semble destinée qu'à obscurcir les clartés de l'intelligence et à étouffer les nobles sentiments du cœur.

Ah ! grand Dieu ! combien d'hommes, de jeunes gens, d'enfants même et de femmes passent aujourd'hui de l'usage de cette funeste plante à l'ivrognerie puis au libertinage et quelquefois jusqu'au crime ; de l'un à l'autre il n'y a qu'un pas.

Ce qui prouve que l'usage et principalement l'abus du tabac chez la jeunesse l'entraîne malheureusement bien souvent à l'ivrognerie, de l'ivrognerie au libertinage et même du libertinage au crime, c'est que depuis qu'elle s'adonne tant à ce si funeste vice, l'on voit beaucoup plus de jeunes gens traduits devant les Cours d'assises, accusés parfois de crimes horribles, et condamnés à des peines infamantes et même à la peine de mort ! ! Aussi, le judicieux Michel Montaigne, effrayé des effets terribles du tabac, alors recent, et surtout menaçant encore davantage l'avenir, s'écrie : « *Le tabac ne serait-il venu du Nouveau-Monde que pour nuire à l'ancien?...* »

C'est bien triste de voir, de nos jours, des fumeurs, d'ailleurs très-spirituels, mais paraissant ne pas comprendre que par l'absorption immodérée de la fumée de cette herbe tyrannique, ils s'abrutissent insensiblement ; et de voir aussi des peuples ne voulant plus faire cas des bons conseils qu'on leur donne relativement aux choses qui leur sont nuisibles, ne plus croire aux vérités qu'on leur enseigne et marcher à grands pas vers l'abîme !... Et nous pouvons ajouter sans crainte qu'avec cette maudite fumée le cœur de l'homme et son intelligence s'envolent ensemble !...

Hélas ! tous les peuples sont plus ou moins lancés dans le mal que nous attaquons ; mais, comme dans tout, nous sommes toujours les plus emportés, si nous n'y prenons garde, notre affaissement sera aussi profond que rapide, tout l'indique.

Dans tous les cas, les avertissements ne nous auront pas manqué.

Nous avons partout un grand nombre d'hommes éminents ; nous possédons aussi de jeunes et déjà glorieuses sociétés d'acclimatation ; puissent-ils bientôt acclimater la raison ! mais qu'il se dépêchent ! nous avons bien besoin de leurs secours. Puisse notre cri d'alarme être entendu au plus tôt !

Que tous les hommes d'élite se liguent pour combattre le

mal ; il disparaîtra s'ils veulent joindre la pratique et la persévérance à la théorie. A force de faire tomber des gouttes d'eau dans une tonne, on finit par l'emplir.

Nous faisons un appel aux savants, aux observateurs sérieux de tous les pays, qui ne se sont pas encore prononcés sur ces graves questions, pour qu'ils disent aussi au monde entier ce qu'ils en pensent.

Bien des esprits élevés, des cœurs généreux, *ayant une grande mission à remplir*, sont cependant disposés à se taire, tout en gémissant sur la situation, parce qu'ils pensent qu'elle est sans remède... Nous leur demandons, au nom de l'humanité, d'examiner de nouveau cette situation et de nous dire leur opinion sur le mal déjà fait, et où ils présument que l'on en sera dans un siècle, si l'on continue.

Quoiqu'un usage absurde, funeste, enraciné, soit en progrès, il faut le combattre. C'est un ennemi formidable, il est vrai, mais il peut être vaincu, à cause de son absurdité même, à cause aussi du mal visible qu'il fait ; et indiquons-le pour mémoire, à cause, également, de la mobilité de l'esprit humain.

On l'oublie trop souvent : c'est parfois l'approbation ou la tolérance accordée aux erreurs qui fait que les empires végètent, s'affaissent, s'écroulent et disparaissent. L'histoire demande toujours un compte sévère à ceux qui, ayant pu détruire ou contribuer à faire disparaître les abus ne l'ont pas fait ; et déjà, de leur vivant, d'innombrables victimes se dressent devant eux en leur criant : « On n'est véritablement respectable qu'autant qu'on est juste et que l'on fait usage du bon sens en toutes choses. »

C'est donc surtout aux hommes de haute intelligence qu'il appartient de combattre ces singuliers fléaux qui affaiblissent ou tuent plus ou moins promptement les peuples.

Espérons donc que, dans cette triste circonstance, ces hommes ne nous feront pas défaut ; qu'ils élèveront plus que jamais la voix, et que, grâce à eux et à l'usage plus général du bon sens, nous ne serons pas un jour (c'est-à-dire nos descendants), comme ces peuples de l'Orient passés, pour ainsi dire, à l'état de troupeaux ; eux qui, cependant descendent de ceux qui nous ont envoyé la lumière !

Que les chefs qui gouvernent les peuples, que tous les hommes éminents, que ceux même qui n'ont plus que le simple bon sens, décident, ainsi que la génération qui nous pousse, s'il faut persister dans cette voie fatale.

Et que tous ceux qui ne sont pas trop aveuglés par leurs passions réfléchissent sur tout ce qui s'est passé depuis quelque temps et se passe encore autour d'eux, et tâchent de voir et de comprendre que la tolérance accordée aux abus pousse à la démoralisation, aux révolutions sans résultats ou funestes, au despotisme, à la décadence et à l'anéantissement. Enfin, nous supplions de tout notre cœur, au nom de la pauvre humanité tout entière, tous ceux qui le pourront, de faire tout ce qui leur sera possible pour tâcher d'y porter remède.

IV

Maintenant, laissons parler un des hommes les plus éminents de notre pays.

. . . .

« A l'époque où nous sommes (XVIIe siècle), l'appât du gain avait conduit les apothicaires à préparer toutes sortes de drogues. Nous l'apprenons par Leloyer. Ce bonhomme est terrifié de voir que l'on vend maintenant le diable en bouteille. « Et plût au Ciel, dit-il, qu'il ne fût pas si commun dans le commerce ! »

« Mot instructif et triste. A partir de cette époque, on recourut de plus en plus à cette brutalité de prendre l'illusion en breuvage, la rêverie en fumigation. Deux nouveaux démons étaient nés : l'alcool et le tabac.

« L'alcool arabe, l'eau-de-vie distillée chez nous au XIIIe siècle, et qui, au XVIe, est encore un remède assez cher pour les malades, va se répandre, offrir à tous les tentations de la fausse énergie, la surexcitation barbare, un court moment de furie, la flamme suivie du froid mortel, du vide, de l'aplatissement.

« D'autre part les narcotiques : le petum ou nicotiane (on l'appelle maintenant tabac), substitue à la pensée soucieuse l'indifférente rêverie, fait oublier les maux, mais aussi oublier les remèdes. Il fait onduler la vie, comme la fumée légère dont la spirale monte et s'évanouit au hasard. Vaine vapeur où se fond l'homme, insouciant de lui-même, des autres, de toute affection.

« Le tabac et l'alcool, deux ennemis de l'amour du Créateur et de la créature ; ces deux démons de la solitude, sont antipathiques aux rapprochements sociaux et funestes à la génération. L'homme qui fume n'a que faire de sa femme ; son amour, c'est cette fumée avec laquelle s'en va ce qu'il y a de meilleur en lui. Veuf dans le mariage même, il aurait mieux fait de ne pas le contracter.

« Cet isolement fatal commence précisément avec le XVIIe siècle, à l'apparition du tabac, en 1610 : date funeste qui ouvre les routes où l'homme et la femme iront divergeant.

« Les femmes, dans tout le Nord, ont cédé aux spiritueux, et les hommes, partout, au tabac. Deux déserts et deux solitudes. Des nations, des races entières se sont déjà affaissées, perdues dans ce gouffre muet, dont le fond est l'indifférence, l'anéantissement de l'amour.

« En vain, les femmes de nos jours, pour ramener les hommes à elles, se sont tristement soumises. Elles ont subi le tabac et enduré les fumeurs qui leur sont antipathiques. Lâche et inutile faiblesse ! Ne voient-elles donc pas que ces hommes, si parfaitement satisfaits de leur insipide plaisir, parfois se moquent d'elles ?... (1) »

(1) J. MICHELET, de l'Institut. — *Histoire de France*, tome XI, pages 284 à 287, édition de 1857.

V

Une remarque que l'on n'a pas encore assez faite et qui devrait brouiller avec la pipe, le cigare, la cigarette et la tabatière, tous les vrais amis du progrès, c'est que partout, chez tous les peuples, la décadence nationale et la propagation de l'usage du maudit tabac ont marché du même pas.

L'Espagne qui a découvert l'Amérique, et, par conséquent, cette funeste plante ; qui a brille bien avant nous dans les arts, les lettres et la courtoisie ; l'Espagne qui a préservé l'Europe de l'invasion musulmane ; l'Espagne qui s'est trouvée, à une époque peu éloignée, la plus puissante des nations chrétiennes ; l'Espagne a commencé à déchoir lorsqu'elle s'est mise à fumer. Nous prétendons que les cigarettes lui on fait beaucoup plus de mal que tous les bûchers de l'Inquisition.

La riche Havane a le monopole de pourvoir le monde entier du poison qui lui procure tant d'or en frappant tant de victimes ; mais les Espagnols l'ont payé de la perte de leur importance politique, de leur riche apanage artistique et littéraire, de ce caractère chevaleresque qui les avait faits un des premiers peuples du monde. Que les causes de cette décadence soient multiples, d'accord ; mais le tabac en est une des plus influentes. L'Espagne n'est plus qu'une vaste tabagie, et la seule chose qui puisse faire sa consolation, en ce moment, c'est que les autres nations sont en train de se mettre à son niveau.

La Turquie, malgré sa barbarie, a été assez longtemps une des premières puissances militaires du monde, et a trouvé dans le tabac, la fin de sa gloire et le sceau de son abrutissement.

La Hollande, cet Etat parfaitement honnête, ne se livrait pas encore à l'art de noircir la blancheur des pipes de terre, lorsqu'elle conquit son territoire sur l'Océan et sa liberté sur le farouche Philippe II. Malheureusement, elle n'est plus aujourd'hui ce qu'elle était alors !...

Que dirons-nous de l'Allemagne, d'où sont sorties tant de races vigoureuses, où naissent de si bonnes idées qui vont malheureusement trop souvent se perdre dans la fumée du tabac, sans pouvoir arriver à une application possible, ni même parfois à une formule intelligible ? Nous savons que depuis que Mme de Staël a mis les écrivains allemands en honneur parmi nous, en leur prêtant la lucidité de ses conceptions et les grâces de son esprit, on s'est mis à les admirer en France, sur la parole de cette femme célèbre. — D'ailleurs, on trouve généralement en eux tant d'érudition, tant d'efforts, tant de travail, qu'un lecteur bienveillant se sent naturellemeut porté à leur en tenir compte.

Mais ces bonnes dispositions ne peuvent vraiment tenir contre la fatigue et l'ennui qui résultent d'ordinaire de la confusion, de la pesanteur de leurs compositions et du vague de leurs idées.

Comme ils commencent à fumer en même temps qu'à penser, leurs idées, toujours mêlées avec la fumée de leurs pipes, ne prennent guère plus de consistance qu'elle ; comme elle, elles s'évaporent en fantasques spirales et se dissipent presque toujours sans laisser de traces saisissables.

Au surplus, sans faire usage des exemples trop funestes que nous fournit l'expérience au sujet des peuples fumeurs, il est facile d'établir *à priori*, d'après ce qui se voit des individus, quelle fatale influence le tabac doit exercer sur un peuple.

Et puis est-il naturel de voir que des hommes, qui ont du bon sens, fassent de leurs bouches des cheminées de locomotives ? Ho ! que de cheminées ambulantes l'on rencontre aujourd'hui partout !

Que pourrions-nous dire maintenant de cette belle France, patrie des sciences et des arts, où presque tous les hommes aujourd'hui, tous les jeunes gens, un bien grand nombre d femmes, de jeunes filles et beaucoup d'enfants se laissent entraîner par ce funeste vice? Ah! que de choses fâcheuses nous aurions malheureusement à raconter à ce sujet! Mais que ceux qui, dans ce pays, ne sont pas trop aveuglés par leurs passions, dessillent les yeux de leur intelligence, regardent autour d'eux ce qui s'y passe, et ils ne tarderont pas, nous en sommes sûr, à s'apercevoir que cette grande nation qui naguère a été une des premières et des plus puissantes du monde, marche à grand pas vers l'abîme. — Pauvre France! où vas-tu? Tu te perds, comme l'Espagne et la Turquie, dans la fumée de cette funeste plante, où vont se perdre encore plusieurs autres grandes nations. Et il est bien à craindre que cette herbe fétide n'ait bientôt entièrement conquis et avili toute la pauvre espèce humaine!!! ..

VI

Enfin, nous devons ajouter à ce que nous venons de dire qu'il fut un temps, et ce temps n'est pas encore très-éloigné de nous, où le fumeur était considéré comme une espèce de malotru dont il était bon d'éviter le contact. Il fallait être doué d'une immense audace ou professer un mépris bien philosophique envers ce qu'on est convenu d'appeler *convenances sociales*, pour se produire en public la bouche ornée d'une pipe ou de ce tube plus ou moins combustible que l'on nomme cigare. Le tourbillon nuageux qui s'en échappe décrivait une sorte de cercle maudit, au milieu duquel le fumeur devait se résigner à vivre comme un être suspect, comme un paria, comme un pestiféré, comme un dénonciateur.

Tout jeune homme bien élevé s'interdisait l'usage du cigare, de la cigarette et plus encore de la pipe, comme un acte frappé de réprobation, comme une des ces œuvres mauvaises qui entachent pour jamais l'existence.

La première recommandation que les parents adressaient à leurs fils, la veille de l'émancipation, était non-seulement de ne jamais contracter ce vice, objet de tous les anathèmes, mais encore d'éviter avec le plus grand soin ceux qui avaient le malheur d'en être infectés.

Aussi de quelles prudentes précautions notre pauvre garçon n'était-il pas obligé de s'entourer pour enfreindre sans péril les défenses de la famille ! Il n'était pas de lieux assez déserts, pas de ténèbres assez profondes où il se crût en sureté pour s'initier aux douceurs, toujours malheureusement si aiguillonnantes, du fruit défendu. Il fumait son premier cigare, sa première cigarette ou sa première pipe, avec le tremblement convulsif du coupable qui consomme un forfait.

Enfin, si une vocation irrésistible pour les funestes voluptés du tabac le poussait, un beau jour, à dépouiller toute pudeur et à perpétrer le méfait *coram populo*, il était subitement rangé dans la classe stigmatisée dont nous venons de parler. Le malheureux ! pour lui plus de relation possible avec les hommes *comme il faut*, et surtout avec la plus aimable moitié de l'espèce humaine. Les femmes manifestaient pour l'infortuné une répulsion au-dessus de toute hyperbole. Elles auraient pu transiger sur beaucoup de points ; sur celui-là seul, elles étaient intraitables : rien, absolument rien, ne leur faisait pardonner la honte du cigare. Point de pitié, point de merci pour le fumeur ! Il était sans retour exilé de la société du beau monde, comme Adam du paradis terrestre ; il n'avait plus qu'une ressource pour échapper à un complet isolement; se faire soldat, à moins qu'il ne préférât devenir matelot.

Certes, il eût passé pour un prophète bien audacieux, ou pour un sophiste bien effronté, celui qui, dans ce temps-là, eût prédit une époque prochaine où le cigare honni entrerait en conquérant dans ce beau monde qui le repoussait si obstinément, où toutes les portes les plus dédaigneuses s'ouvriraient à lui, où les bouches les plus délicates, où les lèvres les plus roses lui feraient accueil ! Et pourtant, que voyons-nous des nos jours? De quelle prodigieuse révolution n'avons-nous pas été les témoins et les acteurs? En un mot, où le cigare n'a-t-il point pénétré?

Il s'est même déjà glissé depuis quelque temps dans *l'asile de la beauté*. Entre les murs de gaze et de velours de ces riches boudoirs qui composaient leur atmosphère de la senteur des fleurs les plus exquises, le cigare a effrontément introduit ses âcres bouffées et ses arômes étourdissants. La femme élégante, la grande dame qui, naguère, eût impitoyablement chassé de chez elle un portier ou un groom surpris en flagrant délit de fumer, s'est apprivoisée à merveille. De concessions en concessions, d'essais en essais, elle en est arrivée au point d'appliquer hardiment à ses lèvres l'objet si longtemps odieux. Du mince papel castillan, elle est passée au pur manille. La pipe ne lui fait même plus horreur; le léger cigaretto lui fera bientôt pitié. Et l'on finira par offrir aux dames un cigare, comme autrefois, un bouton de rose ou un bouquet de violettes.

RAPPORT DU DOCTEUR LICKE

> Tous les animaux connaissent ce qui leur est salutaire, excepté l'homme.
>
> PLINE *le jeune*.

Voici ce qu'il dit sur cette funeste plante :

« Lorsque l'on considère le chiffre énorme toujours grandissant du revenu de l'impôt sur le tabac, et que, en même
« temps, on réfléchit à tout ce qui a été dit et écrit par les
« hommes les plus compétents, les médecins les plus expérimentés, contre l'usage et contre l'abus de cette plante, on
« reste confondu et on ne peut se défendre d'un bien triste

« sentiment de commisération pour la pauvre espèce humaine « qui persiste avec un acharnement déplorable à vouloir « s'empoisonner.

« Je dis à vouloir, parce qu'il est impossible, sinon qu'on « n'ajoute pas un peu de foi à la parole des savants, au moins « qu'on ignore, surtout depuis le fameux drame de Mons, « que le tabac renferme un des plus violents poisons végétaux « qui existent, la nicotine (1), et qu'on ne comprenne pas qu'on « ne peut absorber, à chaque instant, une certaine dose de « ce poison, sans qu'il en résulte pour la santé, qu'on en ait « ou non conscience, un danger plus ou moins grand.

« Qu'importent donc, à ce double point de vue, les travaux « et les belles expériences de MM. Cl. Bernard et Decaisne, « d'Orfila, de Stas, de Tiedemann, de M. le professeur Melsens, « de MM. Malapert et Schlœsing, sur la nicotine? Qu'impor- « tent les faits constatés par les médecins les plus éclairés et « les plus autorisés de tous les pays : altération des diges- « tions, maux de tête, vertiges (Montain, Guérard et Cham- « pouillion), cancer de l'estomac, folie, épilepsie, para- « lysie, inflammation et ulcération du larynx (Laycook et « Beau), narcotisme du cœur (Decaisne), appauvrissement du « sang chez les ouvriers des manufactures de tabac (Hurtaux « et Mélier), angine glanduleuse, épilepsie, cancer de la lèvre « inférieure, étiolement des jeunes sujets (Gueneau de Mussy, « Green, de New-York, Chomel-Jolly), amaurose (Mackenzie, « Sichel), surdité, bourdonnement d'oreilles, (Tripier), in- « toxication générale chronique (Liébaud), etc. ?... Qu'im- « portent aussi les avis et les conseils donnés tous les jours « par tant d'autres médecins moins connus sans doute sous ce « rapport, mais qui viennent, les mains pleines de faits, se « grouper autour des autorités dont je viens de citer les « noms ? C'est un fait acquis, l'aveuglement et la passion « l'emportent, et là, comme partout, l'emporteront toujours.

(1) Une goutte de nicotine pure, déposée sur la langue d'un chien de moyenne taille, le tue en quelques minutes.

« Médecin, et fumeur converti et repentant, j'ai pu, pendant « une longue pratique et après de nombreuses observations, « me faire une opinion bien arrêtée relativement à l'influence « fâcheuse de l'usage et de l'abus du tabac sur la santé.

« Sur 100 conscrits de la pipe et du cigare, 99, on le sait, « paient en vertiges, en nausées, en vomissements, un pre- « mier tribut à leur santé, à l'esprit d'imitation, à la mode.

« Sur 100 personnes qui viennent, pour de violents maux « de tête, des vertiges journaliers, le défaut d'appétit, con- « sulter les médecins et demander à cor et à cri des purgatifs, « des saignées et des sangsues, 50 sont des vétérans de la « pipe, du cigare, de la cigarette, de la tabatière ou de la « chique ; victimes de la nicotine (1). »

Voici encore ce que dit sur le tabac M. le docteur Jolly de l'Académie Nationale de Médecine de Paris :

« N'est-ce pas la pire de toutes les folies contemporaines « que celle qui porte atteinte à la santé publique, au sort « physique et moral de la famille, à l'intelligence, à la for- « tune, à tous les intérêts sociaux, à toutes les destinées « d'une nation ?

« Et qui donc, en effet, pourrait encore méconnaître la « puissance vénéneuse du tabac, sa redoutable influence sur « la santé? Que s'il pouvait rester des incrédules, ils trouve- « raient dans les statistiques officielles, dans le mouvement « de la population des hôpitaux et des maisons de santé, dans « les tableaux comparatifs de la mortalité, des témoignages « bien propres à les convaincre. Ils y verraient que la folie « du tabac a tué plus de monde en France, depuis quelques

(1) Je puis dire que les effets produits par cette funeste plante dépendent d'une foule de circonstances : âge, sexe, tempérament, état de santé, prédisposition, constitution, milieu, etc. Tel individu, par exemple, pourra peut-être, sans inconvénient apparent, fumer dans la journée quatre ou cinq londrès, tandis que tel autre se sentira mal à son aise après un cigare de cinq centimes ; six pipes, fumées dans la journée, à l'air libre, produiront certainement moins de mal qu'une seule, fumée dans un cabinet ou dans un estaminet, etc.

« années, que tous les fléaux réunis de la guerre, des épi-
« démies et de la disette. Ils y verraient que, par une coïn-
« cidence au moins bien digne de remarque, le nombre des
« maladies mentales, des ramollissements du cerveau, des
« paralysies générales, des paraplégies, des ataxies muscu-
« laires, et de toutes les affections des centres nerveux qui
« encombrent aujourd'hui les asiles d'aliénés, s'est constam-
« ment accru, et dans des rapports presque invariables avec
« le chiffre progressif de la consommation du tabac ; ils y
» verraient, comme triste effet également bien démontré d'in-
« toxication nicotique, un chiffre énorme d'affections du cœur,
« d'angine de poitrine, de maladies cancéreuses de l'estomac,
« de la langue, des lèvres; de nombreux exemples d'am-
« blyopie, d'amaurose et de cécité signalés par les praticiens
« les plus éclairés. Ils y verraient enfin que la France qui,
« pendant des siècles, avant de se prémunir contre la con-
« tagion du tabac, avait une population toujours ascendante,
« tend aujourd'hui à se dépeupler, surtout de ses éléments
« les plus virils dans un excédent de mortalité qui atteint de
« préférence la population masculine de quarante à soixante
« ans, époque de la vie où l'homme subit tous les genres
« d'ivresse, et particulièrement ceux du tabac et des spi-
« ritueux. »

BILAN actif et passif de cette maudite plante si tyrannique, laquelle, aujourd'hui plus que jamais, rend esclaves ceux-mêmes qui, par tous les moyens possibles, cherchent à conquérir ce qu'ils appellent leur liberté,

Par le professeur MANTEGAZZA.

Le tabac donne à l'homme de prétendues joies nouvelles qu'il semble trouver exquises, il favorise le mouvement péristaltique de l'intestin, il engendre de nouvelles industries et enrichit des peuples. Sous certaines formes, il ravive d'une manière fugace la pensée, il rend moins urgent le besoin de nourriture, il parait calmer les douleurs physiques et morales, et tuer l'ennui.

Voici la contre-partie.

En diminuant la sensibilité générale, il diminue aussi les sources de joie plus salubres, il donne à la génération une irritabilité narcotique contraire au progrès et à la moralité, il vicie l'air, même pour ceux qui ne fument pas, il éloigne l'homme de sa femme ; dans des cas spéciaux il peut produire de graves empoisonnements, il diminue chez un peuple la quantité du travail en endormant l'organisme, il abrège la vie, il entraîne facilment à l'oisiveté, à l'ivrognerie, au libertinage et même au crime ; il peut produire une forme spéciale d'amaurose ; il retarde et trouble beaucoup le développement des jeunes gens, il peut produire des névroses de toute forme, il produit des palpitations de cœur, il dispose à la phthisie et à l'asthme, il irrite les organes respiratoires, il débilite la volonté et la pensée, il débilite et trouble les organes digestifs, il débilite l'organisme, redébilite les muscles.

Il faut que les fumeurs qui auront lu ce petit opuscule sachent comment et à quelle dose ils s'empoisonnent. Le docteur Otto Kranse, d'Annaberg, vient de publier le résultat d'expériences fort curieuses auxquelles il s'est livré pour analyser la fumée du tabac, et sur les proportions de gaz carbonique qu'il a trouvées. Il en résulte que ce dernier gaz s'y trouve abondamment : la fumée du tabac en contient près de dix pour cent. L'acide carbonique pur y est représenté par 12 parties sur cent.

Le fumeur n'exhale pas toute sa fumée, beaucoup s'absorbe par les muqueuses buccales et les voies respiratoires ; il est certain maintenant que les effets fâcheux dont on accusait jusqu'à présent la nicotine doivent être attribués, aussi un peu, à l'absorption de ces gaz.

Maintenant, que ceux qui ont parcouru cette longue liste d'inconvénients, réfléchissent s'ils doivent, oui ou non, renoncer au tabac et, s'ils ne sont pas encore totalement aveuglés par cette si funeste passion, ils comprendront parfaitement ce qu'ils ont à faire.

Ajoutons ici quelques mots seulement sur l'opium.

Les tableaux de la douane attestent que, depuis quelques années, l'importation et la consommation de l'opium ont singulièrement augmenté en France ; le nombre de gens blasés qui se font à cet égard, imitateurs des Chinois, va toujours en se multipliant.

C'est une chose bien triste à constater que ce goût pour les excitants qui troublent la raison : tabac, absinthe, boissons alcooliques, opium, haschich, etc., goût qui paraît d'ailleurs tenir à la nature même de la pauvre race humaine, puisqu'on le retrouve dans toutes les contrées, à toutes les époques, chez les peuples les plus civilisés, comme chez les nations les plus barbares, et jusque chez les sauvages, que ce vice distingue de l'espèce animale.

Nous pouvons assurer que le sentiment de plaisir indicible que l'on cherche au moyen de ces drogues si funestes se change bientôt en souffrance ; car après les hallucinations produites par l'opium, on se trouve considérablement affaibli, énervé, isolé dans un vide immense, n'ayant d'autre ressources pour échapper à soi-même que de recourir encore au poison, dont il faut graduellement augmenter la dose.

Un savant écrivain, qui s'était prêté à ces expériences, le constate dans un de ses ouvrages : « Une angoisse terrible, « dit-il, vous saisit à la gorge, vous pose son genoux sur « l'estomac et vous écrase de son poids fantastiquement « énorme ; d'autres fois, un froid glacial vous envahit, etc. » Et si nous avions ici un peu plus de place, nous donnerions quelques extraits d'un livre célèbre en Angleterre et très-peu connu en France : *Les Confessions d'un mangeur d'opium*, par Thomas de Quincey. Cet homme de talent, savant distingué, n'a pas craint de faire publiquement l'aveu de sa passion pour l'opium, d'en représenter les phases, les intermittences, les chutes, les combats, les enthousiasmes, les abattements, les extases, suivis d'inexprimables angoisses, etc., etc.

En terminant ce petit livre, disons encore quelques mots aux pères et aux mères de familles.

Depuis longtemps déjà, dans nos voyages, nous rencontrons tous les jours, dans toutes les villes que nous parcourons, un grand nombre de gamins de sept à quatorze ans, la cigarette, le cigare ou la pipe à la bouche, tout comme des hommes de l'âge mûr.

A ceux qui ont des enfants et à ceux qui en sont chargés, nous recommandons surtout de lire avec une très-grande attention, les lignes suivantes, extraites du *Bulletin Scolaire* de la Seine :

« Les enfants et les adultes ne connaissent pas assez les inconvénients et les dangers du tabac. De nombreuses observations, recueillies par les plus célèbres médecins (comme on l'a déjà vu dans cet ouvrage), prouvent clairement que cette plante fétide est la cause d'un grand nombre d'altérations organiques et d'une foule de maladies, telles que la folie, l'angine de poitrine, les affections cancéreuses, ulcéreuses, etc.

« L'usage prématuré de cette herbe abrutissante porte une atteinte fatale au développement de l'intelligence. Les enfants et les adultes qui fument ne font qu'obéir à une vaniteuse imitation, et n'arrivent à contracter cette bien fâcheuse habitude qu'au prix d'indispositions pénibles qui dégénèrent parfois en véritables maladies. La conséquence de ces souffrances, c'est de les rendre ridicules, et souvent méprisables, et de nuire au succès de leurs études et de leur apprentissage.

« Le fumeur précoce s'expose à perdre le respect, la soumission et la reconnaissance qu'il doit à ses parents, à ses instituteurs et à ses maîtres. Il s'abandonne à une énervante oisiveté qui le conduit trop souvent à l'ivrognerie, de l'ivrognerie au libertinage, et du libertinage au crime ! ! !

« Pour satisfaire ses nuisibles entraînements, le travailleur dissipe une partie de son salaire dans l'abus du tabac et des boissons alcooliques. Dès lors, insouciant des chômages forcés et des maladies qui le menacent, il ne songe plus à se ménager pour l'avenir les ressources de la prévoyance et de l'épargne ; il arrive, à travers les ennuis et les souffrances, à une vieillesse prématurée et chargée d'infirmités !... »

Enfin, nous leur dirons donc qu'ils ne sauraient trop veiller à ce que leurs enfants ne contractent jamais cette si funeste habitude; car, après tous les maux qu'elle occasionne, elle entraîne presque toujours à faire usage d'autres provoquants factices qui finissent par corrompre entièrement la pauvre jeunesse.

Ah ! malheureusement, la plupart des parents, beaucoup trop faibles aujourd'hui, la leur laissent prendre avec une déplorable facilité. Ils ne prévoient probablement pas tous les maux et tous les chagrins qui en résultent.

Nous les engageons donc fortement à redoubler de vigilance à l'égard de leurs enfants, et surtout à bien leur faire comprendre tous les désordres physiques et moraux qui suivent de près cette funeste passion. Et, afin que nos conseils leur soient profitables, nous les prions de réfléchir sur ces paroles de l'illustre Fénélon : « *La jeunesse est la fleur des nations ; c'est dans la fleur qu'il faut cultiver le fruit.* »

DISSERTATION SUR LA POLITESSE

ADRESSÉE A LA JEUNESSE

ET PRINCIPALEMENT AUX JEUNES ÉLÈVES

La politesse est à l'esprit
Ce que la grâce est au visage;
De la bonté du cœur elle est la douce image,
Et c'est la bonté qu'on cherit.

Un grand philosophe.

Chers amis,

L'homme est toujours grand par la noblesse du cœur; aussi l'éducation, ne s'occupât-elle que de cette partie de nous-mêmes, serait encore un des bienfaits les plus dignes de notre reconnaissance.

Mais le cœur n'est pas tout. Il y a encore quelque chose que les Latins désignaient par ce mot, *habitus*, et que nous devons exprimer par cet autre, *les manières*. Elles jouent un grand rôle dans le monde, et nous désirons vivement qu'on leur ménage une place dans tous les établissements publics, car nous les regardons comme le complément d'une bonne éducation.

Beaucoup de gens n'y attachent pas ce prix; ils ont tort. Les manières ne sont pas seulement l'écorce de l'homme, elles sont une partie de l'homme lui-même, et celle qui échappe le moins à l'appréciation de tous.

De là cet empire universel exercé par un véritable savoir-vivre. Qu'on aperçoive de la douceur et de l'affabilité dans votre regard, que votre sourire atteste de la bienveillance, que votre parole évite avec soin tout ce qui blesse, et les cœurs vous appartiendront. Mais manquez d'urbanité, affectez dans votre extérieur ce que Montaigne appelle si justement *la vileté des apparences*, et vous ne trouverez qu'indifférence et répulsion.

C'est ce qui a fait dire à La Bruyère : *Les manières que l'on néglige comme de petites choses sont justement ce qui fait que les hommes décident de vous en bien ou en mal.*

C'est par la parole, par le geste, par le regard, par l'attitude, que les âmes correspondent et s'unissent ; il n'est pas un sentiment, une passion, un désir, qui ne se peignent, avec leurs plus délicates nuances, sur la physionomie ou dans le le maintien. L'élégance simple et naturelle du dehors a son principe dans la distinction du dedans. Un extérieur bien réglé, le respect des bienséances ne peuvent se concilier avec une âme mal ordonnée.

Aussi, l'un des plus grands hommes dont s'honore l'Eglise, n'a pas hésité à ranger la politesse (*ce mot résume tout*), au nombre des obligations morales, filles de la foi autant que de la raison, et il l'a nommée avec un rare bonheur d'expression : *La politesse est la grâce de la vertu.*

Elle est la fleur, en effet, ou, si vous aimez mieux, le parfum de la charité. Elle suppose en nous les plus purs sentiments : la bienveillance et le respect, le dévouement et la vraie humilité. Etre poli, dans toute l'acception du mot, c'est s'oublier soi-même, c'est mettre l'agrément et le charme dans ses rapports avec ses semblables ; c'est savoir découvrir dans les autres le mérite qui se dérobe ou s'ignore ; c'est être bon et compatissant avec les petits et les faibles, affectueux et digne avec ses égaux, respectueux avec ses supérieurs ; c'est témoigner de la déférence pour tous par la simplicité du langage, la douce gravité du maintien, l'ouverture de la physionomie, la fuite des familiarités bruyantes et de tout ce qui peut éveiller ou froisser de délicates susceptibilités.

Or, ne nous y trompons pas ; pour faire passer cela dans les habitudes de la vie, il faut un esprit élevé et le sentiment du devoir. La nature toute seule n'y parvient pas ; elle s'arrête sur le seuil de la vertu, c'est-à-dire du sacrifice ; elle cherche ce qui lui plaît. La politesse est fille du christianisme.

Jeunes lecteurs, c'est pour vous surtout que ceci est écrit ; soyez bien convaincus qu'il n'y a aucune exagération dans ce langage. Nous ne faisons, du reste, que vous redire ce que doivent vous enseigner bien plus les exemples que les leçons de vos maîtres. Ceux-ci auraient failli à leurs devoirs, s'ils n'avaient pas cherché à faire pénétrer cette vérité dans vos âmes. Plus tard, au milieu du monde, un mot serait prononcé qui serait pour eux et pour vous comme une flétrissure ; on dirait en vous voyant : *Ce sont des êtres mal élevés.*

Ne l'oubliez pas : c'est aux années heureuses où vous êtes que s'acquièrent ce bon ton, ce véritable savoir-vivre, ces habitudes polies et aimables dont l'homme ne doit jamais se départir.

Tandis que votre volonté est encore souple et tendre, formez-vous donc aux bienséances qui sont les lois de la société au sein de laquelle vous serez appelés à vivre.

Bannissez ces trivialités et ces vulgarités de langage qui choquent le goût. Point de ces plaisanteries, chères aux écoliers, qui amènent un sourire de mauvais aloi.

Point de ce laisser-aller de mauvais ton qui peut se pardonner une fois, mais qui dégénère si vite en grossière habitude.

Les Romains avaient un mot pour qualifier la négligence dans les manières ; ils l'appelaient *mores illiberales*, c'est-à-dire *manières d'esclaves;* tandis qu'ils appelaient le respect des convenances *mores ingenui*, *manières d'hommes libres.*

Il y a, jeunes élèves, dans cette opposition, une idée profondément philosophique. Education, comme noblesse, oblige. La jeunesse, ce printemps de la vie, aurait d'irrésistibles séductions, si elle était toujours dotée de ces manières affables, graves sans pédanterie, affectueuses sans familiarité, réservées sans raideur, qu'on appelle dans le meilleur sens la politesse.

Elle serait la joie du foyer domestique et le charme de la

société ; sa présence serait partout une fête : sa vue seule ferait aimer la vertu.

Il n'en est pas toujours ainsi, ne craignons pas de le dire. Trop souvent nous entendons des jeunes gens affirmer le droit au laisser-aller ; trop souvent on les voit s'affranchir de la gêne et des usages que le monde a si justement consacrés.

Oui, on oublie de plus en plus que l'urbanité était autrefois, avec le courage, le trait distinctif de la nation française. Qu'est-elle devenue, en effet, cette vieille urbanité de nos pères ? Elle achève de mourir chaque jour sous le sans-façon implanté dans nos mœurs.

On ne sait guère plus reconnaître l'honneur d'une invitation par une visite de bienséance ; ou bien, si on ne s'est pas encore entièrement mis au-dessus de ce devoir élémentaire de civilité, on l'a du moins singulièrement simplifié. Imprimez votre nom, sur un carré de papier ; ce nom, transmis par la poste, dans le lieu même de votre résidence, ira porter à leur adresse vos félicitations ou vos condoléances, vos remerciments ou vos souhaits de bonne année. C'est bien, puisque le monde s'en contente. Et où s'arrêter sur cette voie ? A quoi bon se contraindre pour l'agrément d'autrui ? Pourquoi doit-on sacrifier au goût des autres des habitudes auxquelles on croit devoir tenir ? Qu'on nous pardonne quelques détails :

Voyez donc ce jeune homme qui n'a pas encore pu accoutumer sa mère et ses sœurs aux parfums de la funeste plante dont nous vous avons déjà démontré les terribles effets. Que fera-t-il donc ? Voyez-le accordant à cette mère, à ces sœurs, à peine le temps des repas, et s'échappant au plus vite de la table paternelle ; voyez-le s'éloignant de ces réunions où le contact d'une société instruite sans cesser d'être aimable, polirait ses mœurs, adoucirait son caractère, développerait son intelligence, donnerait du ressort à son esprit ; voyez-le, disons-nous, s'abêtir à l'écart dans une stupide jouissance, ou bien courant à la conversation d'hommes légers, conversation où trop souvent les mœurs ne sont pas moins sacrifiées que le langage et les bonnes manières.

Vous ne prendrez jamais ces hommes pour modèles, chers enfants et chers jeunes gens ! Trouveriez-vous, en effet, chez eux, l'atticisme du langage, l'amour des entretiens élevés qui révèlent toujours la générosité et la distinction des sentiments ? Y trouveriez-vous, du moins, une saillie heureuse, une pointe de fine plaisanterie au service de la pensée ? Hélas ! non. Tout est marqué au coin de la vulgarité, tout trahit des goûts inférieurs. On se passionne pour des questions où l'intelligence n'a que faire. On traite sans retenue et sans respect les choses graves et saintes de la vie, et avec importance des frivolités ! Les manières ressemblent aux paroles ; et, en jetant les yeux sur ces jeunes hommes, on se rappelle, malgré soi, ce mot célèbre d'un illustre penseur : *Grand Dieu ! quel avenir nous prépare cette génération en décadence !*

Vous, jeunes élèves ! tâchez de faire tout ce que vous pourrez pour être la consolation et l'honneur des maisons qui vous auront élevés. Alors vos maîtres, vos parents seront fiers de vous, on vous reconnaîtra à l'urbanité de votre langage et de vos manières, à l'eloignement de tout ce qui froisse la dignité chrétienne. Cette dignité, loin d'exclure des relations de la vie l'agrément et les grâces décentes, les consacre et leur imprime un caractère de haute moralité. La divinité, chez les païens, se décélait à la démarche : *Incessu patuit Dea.* L'homme bien élevé se révèle par tout l'ensemble de sa personne. Il commande le respect, il appelle les sympathies ; son extérieur tout seul lui prépare une influence que centuplera sa vertu, son talent ou son caractère.

Qu'il en soit ainsi de vous, très-chers amis ! Ramenons les bonnes manières des siècles passés, ce sera ramener au sein de la société et de la famille une grande chose, celle qui, peut-être, hélas ! nous manque le plus : le respect !

FIN.

Marseille. — Imprimerie Marius Olive.

161

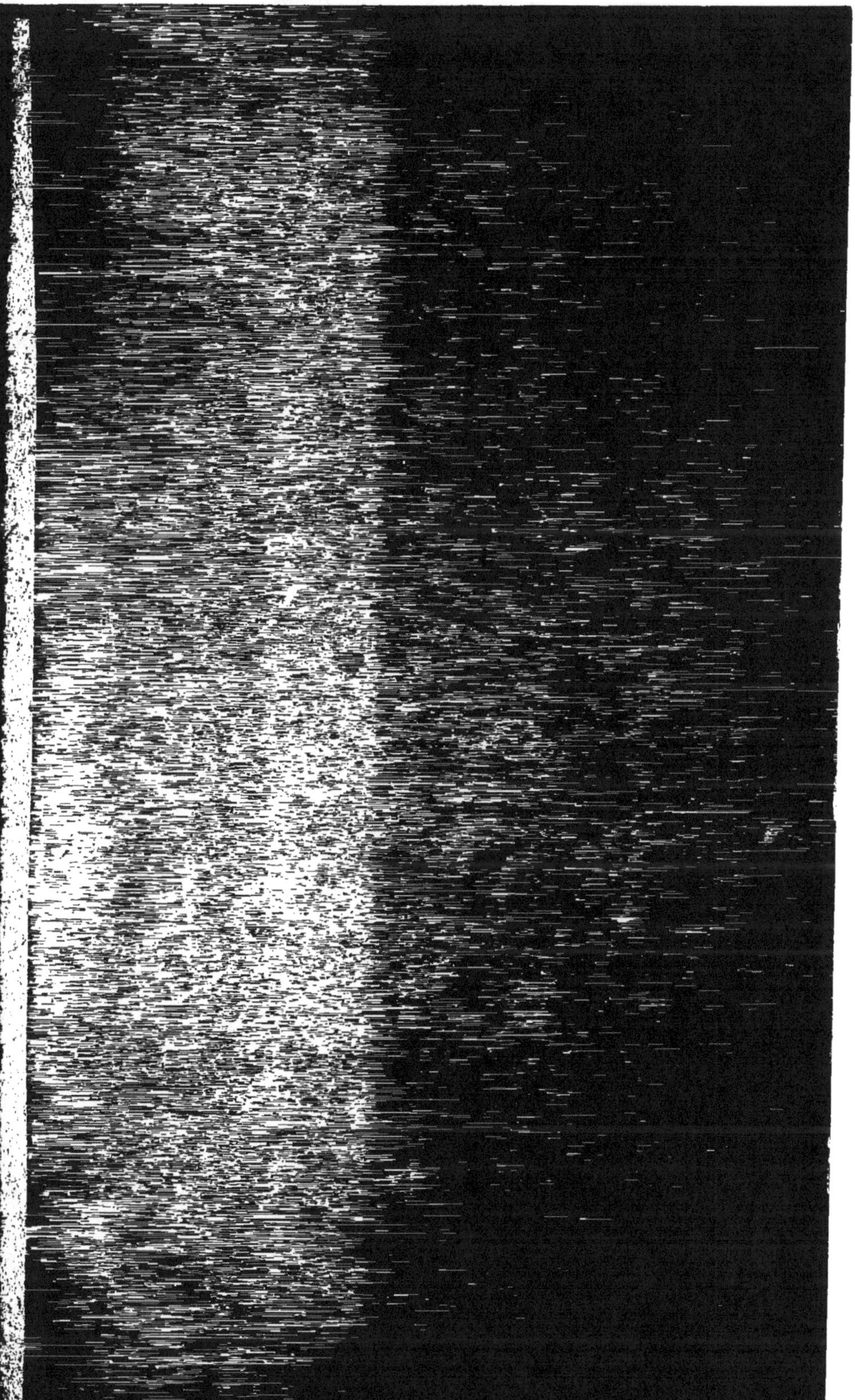

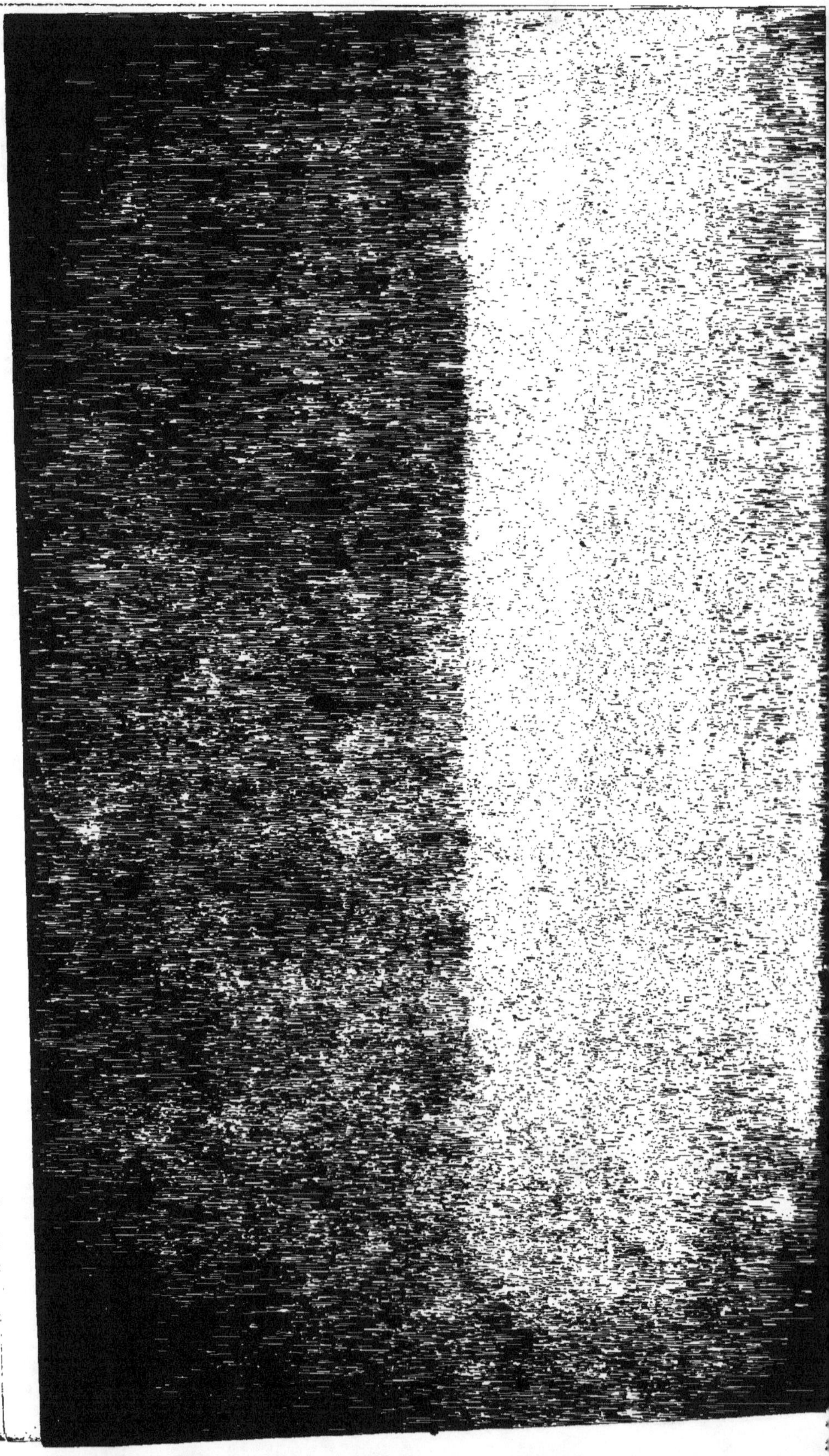

www.ingramcontent.com/pod-product-compliance
Lightning Source LLC
Chambersburg PA
CBHW050538210326
41520CB00012B/2632
9782013760287